USO DE FÁRMACOS DURANTE EL EMBARAZO

Fernando Navas Mirón

Uso de fármacos durante el embarazo

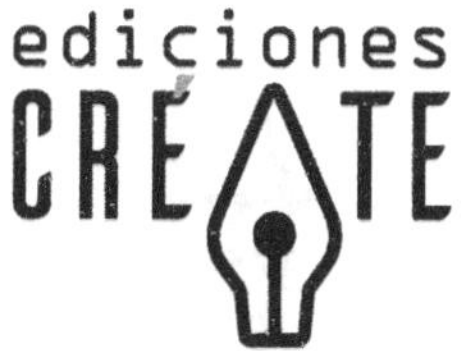

Primera edición: abril 2025

EDITA:
Editamás, editorial y contenidos digitales

DEPÓSITO LEGAL:
BA-000273-2025

ISBN:
979-13-990312-8-7

MAQUETACIÓN, IMPRESIÓN Y PEDIDOS:
www.editamas.com
924 180791
Impreso con tintas ecológicas
Impreso en papel con certificado FSC

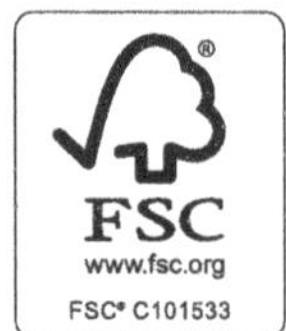

The mark of
responsible forestry

PRÓLOGO

Cuando la Vida Florece, y las Dudas También...

Queridos lectores, este libro nació de una época muy especial de mi vida, cuando mis amigos y conocidos, uno tras otro, comenzaron a transitar el maravilloso camino de la paternidad y la maternidad. Como recién licenciado, me encontré de pronto convertido en una suerte de "consultorio informal", donde las preguntas y las inquietudes brotaban con la misma intensidad que la alegría por la llegada de un nuevo miembro a la familia.

Y es que, ¿quién no ha sentido ese torbellino de emociones al saber que una vida crece dentro de otra? La ilusión se mezcla con la incertidumbre, las sonrisas con las preguntas que a veces parecen no tener respuesta. Cada cambio, cada síntoma, cada pequeño movimiento del bebé en gestación se convierte en motivo de reflexión y, a menudo, de preocupación.

Fue en esas conversaciones con mis amigos, en esas tardes de café, helado... compartiendo miedos y esperanzas, donde nació la idea de este libro. No pretendo ofrecer respuestas definitivas, ni mucho menos reemplazar la invaluable guía de los especialistas. Mi objetivo es mucho más sencillo y, a la vez, más profundo: ofrecer un espacio de claridad y tranquilidad en medio de la avalancha de información que a menudo nos abruma

INTRODUCCIÓN CUIDANDO DE TI Y TU BEBÉ: EL USO RESPONSABLE DE MEDICAMENTOS DURANTE EL EMBARAZO

Como mujer, sabes que tu salud y la de tu bebé son lo más importante, especialmente durante el embarazo. Es un momento de grandes cambios y emociones, donde te preparas para dar la bienvenida a un nuevo miembro a tu familia. En este camino, es posible que te encuentres con situaciones en las que necesites tomar medicamentos, ya sea para tratar una condición preexistente o para aliviar alguna molestia propia del embarazo.

Es importante que sepas que el uso de medicamentos durante el embarazo es algo muy común. De hecho, un estudio de la OMS reveló que el 86% de las embarazadas toman algún medicamento durante la gestación, con un promedio de 2,9 medicamentos por mujer. Esto puede deberse a diversas razones, como el tratamiento de enfermedades crónicas, el manejo de náuseas y vómitos, o el alivio de dolores y molestias.

Sin embargo, es fundamental que tengas en cuenta que cualquier medicamento que tomes puede afectar tanto a tu salud como a la de tu bebé. Durante el embarazo, tu cuerpo experimenta una serie de cambios fisiológicos que pueden influir en la forma en que los medicamentos se absorben, distribuyen y eliminan.

Además, algunos medicamentos pueden atravesar la placenta y llegar al feto, lo que puede tener consecuencias negativas para su desarrollo.

Por eso, es crucial que consultes con tu médico antes de tomar cualquier medicamento, incluso si se trata de algo que parece inofensivo o que has tomado antes sin problemas. Tu médico es el profesional más indicado para evaluar los riesgos y beneficios de cada medicamento, y para recetarte el más seguro y efectivo para ti y tu bebé.

Recuerda, durante el embarazo no estás sola, ¡son dos! Tu salud y la de tu bebé están estrechamente relacionadas. Cualquier decisión que tomes sobre medicamentos les afecta a ambos.

Si tienes alguna duda o preocupación sobre los medicamentos durante el embarazo, no dudes en hablar con tu médico. ¡Tu salud y la de tu bebé son nuestra prioridad!

Algunos puntos importantes a tener en cuenta:

· La automedicación es peligrosa: Nunca tomes medicamentos sin consultar con tu médico, incluso si se trata de medicamentos de venta libre o que has tomado antes.

· Los cambios en tu cuerpo afectan a los medicamentos: Durante el embarazo, tu cuerpo experimenta cambios que pueden influir en la forma en que los medicamentos se absorben y eliminan.

· Algunos medicamentos pueden atravesar la placenta: Esto significa que pueden llegar al feto y tener consecuencias negativas para su desarrollo.

· Tu médico es tu mejor aliado: Consulta con tu médico antes de tomar cualquier medicamento, incluso si se trata de algo que parece inofensivo.

· No estás sola: Si tienes alguna duda o preocupación, habla con tu médico. ¡Tu salud y la de tu bebé son nuestra prioridad!

Recuerda, el embarazo es una etapa maravillosa en la vida de una mujer. Cuidar de tu salud y la de tu bebé es fundamental para disfrutar de este momento al máximo. ¡No dudes en buscar el apoyo de tu médico para tomar decisiones informadas sobre el uso de medicamentos!

Algunos consejos adicionales:

· Mantén una dieta saludable y equilibrada: Una buena alimentación es fundamental para tu salud y la de tu bebé.

· Haz ejercicio regularmente: El ejercicio moderado es beneficioso para tu salud y puede ayudarte a controlar el peso.

· Duerme lo suficiente: El descanso es esencial para tu bienestar y el de tu bebé.

· Evita el estrés: El estrés puede afectar negativamente a tu salud y la de tu bebé. Busca técnicas de relajación que te ayuden a mantener la calma.

· Asiste a tus controles prenatales: Los controles prenatales son importantes para monitorear tu salud y la de tu bebé, y para detectar cualquier problema a tiempo.

· Infórmate: Lee sobre el embarazo y el parto, y habla con otras mujeres que hayan pasado por esta experiencia.

Recuerda, **el embarazo es un viaje único y personal**. ¡Disfrútalo al máximo y cuida de ti y tu bebé!

1. TU CUERPO EN TRANSFORMACIÓN: ADAPTÁNDOSE A LA VIDA QUE CRECE EN TI

Durante el embarazo, tu cuerpo experimenta una serie de cambios fisiológicos notables para adaptarse a la increíble tarea de nutrir y proteger al bebé que crece en tu interior. Estos cambios afectan a varios sistemas y órganos de tu cuerpo.

Un Baile Hormonal:

Tus niveles de progesterona aumentan, preparando tu útero para la implantación y manteniendo el embarazo.La gonadotropina coriónica humana (Hcg) también se eleva, la misma hormona que se detecta en las pruebas de embarazo.

Respiración Profunda:

Tu capacidad inspiratoria aumenta para satisfacer la creciente demanda de oxígeno de tu cuerpo y del bebé.

El volumen residual de tus pulmones disminuye, dejando más espacio para que tus pulmones se expandan.Sin embargo, la capacidad pulmonar total disminuye ligeramente debido a la presión del útero en crecimiento sobre el diafragma.

Un Corazón que Trabaja Más:

El volumen sanguíneo aumenta entre un 40% y un 50% para asegurar un flujo sanguíneo adecuado hacia la placenta. El gasto cardíaco disminuye alrededor de un 30% para compensar el aumento del volumen sanguíneo.Tu presión arterial disminuye en el primer y segundo trimestre, pero puede aumentar ligeramente en el tercero.

Digestión en Cámara Lenta:

La motilidad intestinal disminuye debido a la relajación de la musculatura lisa, lo que puede provocar estreñimiento. La secreción de ácido gástrico disminuye, mientras que la producción de moco gástrico aumenta. Algunas enzimas hepáticas también pueden alterarse.

Riñones que Filtran Más:

El filtrado glomerular aumenta un 50% para eliminar los desechos metabólicos de tu cuerpo y del bebé. Puedes experimentar glucosuria, es decir, la presencia de glucosa en la orina, debido al aumento de la filtración y la disminución de la reabsorción tubular.La reabsorción tubular de sodio aumenta para mantener el equilibrio de líquidos.Los niveles de nitrógeno ureico y creatinina en sangre disminuyen, mientras que el aclaramiento de creatinina aumenta.Puedes experimentar una disminución del control urinario y de la capacidad de la vejiga. Se traduce en pequeñas micciones y ganas de ir "hacer pipí"

Sangre que Nutre:

El número de hematíes y leucocitos aumenta para satisfacer las necesidades de tu cuerpo y del bebé.La concentración de albúmina, una proteína importante, disminuye.

Otros Cambios:

Puedes experimentar trastornos del sueño debido a los cambios hormonales y las molestias físicas.Tu cuerpo aumenta de peso a medida que el bebé crece y se desarrollan los tejidos de soporte.Tu centro de gravedad se desplaza, lo que puede afectar tu equilibrio y postura.Puedes experimentar cambios en la piel, el cabello y las uñas.

Es importante recordar que cada embarazo es único y que la intensidad de estos cambios puede variar de una mujer a otra. Si tienes alguna duda o inquietud sobre los cambios que estás experimentando, no dudes en consultar con tu médico o matrona.

2. TU CUERPO Y LOS MEDICAMENTOS: UN CAMBIO EN LA RELACIÓN DURANTE EL EMBARAZO

Cuando estás embarazada, tu cuerpo experimenta muchos cambios, y estos cambios también pueden afectar la forma en que tu cuerpo procesa los medicamentos.

Imagina que los medicamentos hacen un viaje por tu cuerpo. Primero, entran (absorción), luego se mueven por tu sangre para llegar a donde se necesitan (distribución), tu cuerpo los transforma (metabolismo) y finalmente, los elimina (excreción).

Durante el embarazo, cada etapa de este viaje puede ser diferente.

Absorción:

Boca, estómago e intestino: Si tienes muchas náuseas al inicio del embarazo, el pH de tu saliva y estómago puede cambiar, afectando cómo se absorben algunos medicamentos. Además, tu digestión se vuelve más lenta, lo que puede aumentar la absorción de otros.

Pulmones: Si usas inhaladores, la absorción del medicamento puede ser mayor debido a que respiras más rápido y tu flujo sanguíneo pulmonar aumenta.

Distribución:

Más sangre: Tu cuerpo tiene más sangre para nutrir al bebé, lo que puede diluir los medicamentos y hacer que sean menos efectivos.

Unión a proteínas: Las proteínas en tu sangre que transportan los medicamentos disminuyen, lo que significa que hay más medicamento "libre" que puede pasar al bebé a través de la placenta.

Metabolismo:

Hígado trabajador: Tu hígado, que procesa los medicamentos, trabaja más durante el embarazo, lo que puede afectar la velocidad a la que se metabolizan algunos medicamentos.

Eliminación:

Riñones eficientes: Tus riñones filtran más sangre, eliminando los medicamentos más rápidamente. Esto puede requerir ajustar la dosis de algunos medicamentos para que sean efectivos.

La Placenta: El Guardián del Bebé

La placenta es un órgano increíble que conecta tu cuerpo con el del bebé. Actúa como un filtro, permitiendo que algunos medicamentos pasen al bebé y bloqueando otros.

Factores que Influyen en el Paso de Medicamentos al Bebé:

Liposolubilidad: Los medicamentos que se disuelven en grasa pasan más fácilmente al bebé.

Tamaño: Las moléculas pequeñas pasan más fácilmente que las grandes.

Grado de ionización: La forma en que se carga un medicamento afecta su capacidad para atravesar la placenta.

Recuerda, cada medicamento es diferente y la forma en que tu cuerpo lo procesa durante el embarazo puede variar. Siempre consulta con tu médico antes de tomar cualquier medicamento, incluso los de venta libre. Es importante que tu médico evalúe los riesgos y beneficios para ti y tu bebé.

3. PATOLOGÍAS MÁS FRECUENTES DURANTE EL EMBARAZO

El embarazo es una etapa de grandes cambios fisiológicos que pueden predisponer a la mujer a diversas patologías. Estas pueden afectar distintos sistemas del organismo y requieren un manejo adecuado para evitar complicaciones tanto en la madre como en el feto. A continuación, se describen algunas de las patologías más frecuentes durante la gestación y cuya prescripción y/o toma de medicamentos es siempre a través de un especialista médico.

3.1 PATOLOGÍA NEUROLÓGICA.

Crisis epiléptica Se debe hacer un diagnóstico diferencial con la eclampsia (presente en gestantes de más de 20 semanas con hipertensión, proteinuria y convulsiones). El tratamiento es similar al de pacientes no gestantes, permitiéndose el uso de diazepam (FDA: B) y fenitoína (FDA: D). En caso de estatus epiléptico, se pueden requerir intubación endotraqueal y anestesia general.

Migraña El embarazo puede predisponer a crisis de migraña. Como tratamiento se puede emplear paracetamol (FDA: B), metamizol (FDA: C/D) y oxígeno a alto flujo (8-10 l/min por 10-15 minutos). En casos refractarios, se pueden valorar corticoides como la prednisona (FDA: C).

3.2 PATOLOGÍA PSIQUIÁTRICA.

Crisis de ansiedad No se recomienda el uso de ansiolíticos durante el primer trimestre ni en el parto, aunque se pueden emplear en periodos breves en trastornos leves. El diazepam (FDA: B) es el fármaco más experimentado en el grupo de las benzodiazepinas, mientras que el alprazolam (FDA: D) debe evitarse.

3.3 PATOLOGÍA DIGESTIVA

Náuseas y vómitos Afectan entre el 60-70% de las embarazadas y pueden alterar su calidad de vida. Como tratamiento habitual se recomienda doxilamina (10 mg) y piridoxina (FDA: B), con metoclopramida (5-10 mg) en casos persistentes.

Hiperemesis gravídica Caracterizada por vómitos graves que pueden causar deshidratación y pérdida de peso. Requiere ingreso hospitalario, dieta absoluta y sueroterapia. Se pueden administrar metoclopramida intravenosa y vitamina B6.

Pirosis Común en el tercer trimestre, debido a la disminución del tono del cardias. Se recomienda evitar alimentos irritantes y, en casos severos, usar antihistamínicos H2 como famotidina o, en casos puntuales, omeprazol.

Estreñimiento Se debe al aumento de progesterona y la compresión del colon por el útero. Se recomienda ingesta de fibra, líquidos y actividad física. Se pueden usar laxantes como psyllium y plántago ovata, pero deben evitarse los que contienen antraquinonas.

Hemorroides Se aconsejan medidas higienico-dietéticas y pomadas locales. En casos graves, se pueden emplear flebotónicos vía oral.

3.4 PATOLOGÍA ENDOCRINA

Diabetes gestacional Aparece en el 2% de las embarazadas y se asocia a complicaciones como macrosomía fetal. Se diagnostica entre las semanas 24 y 28 mediante una prueba de tolerancia a la glucosa. Se recomienda una dieta adecuada y, si es necesario, insulina. Metformina ha mostrado seguridad en estudios recientes.

3.5 PATOLOGÍA RESPIRATORIA

Asma Los cuadros graves pueden empeorar con el embarazo, aumentando el riesgo de hipertensión y parto pretérmino. Se mantiene el mismo tratamiento que en no gestantes, prefiriendo anestesia locorregional en caso de parto.

Neumonía Requiere antibioterapia ajustada a la gestación. Se deben evitar quinolonas, tetraciclinas y sulfamidas. La neumonía por varicela se trata con aciclovir.

3.6 PATOLOGÍA OSTEOARTICULAR

Lumbalgia del embarazo Frecuente debido al aumento de peso y cambios posturales. Se recomienda fisioterapia, masajes y calor local. Se puede administrar paracetamol (FDA: B), evitando AINES y relajantes musculares.

3.7 PATOLOGÍA HEMATOLÓGICA

Anemia Se define como Hb <11 g/dl en el primer trimestre o <10.5 g/dl en el segundo trimestre. La anemia ferropénica es la más frecuente y se trata con suplementos de hierro vía oral. En casos graves, se puede administrar hierro intravenoso.

3.8 PATOLOGÍA VASCULAR

Varices Son más comunes en el tercer trimestre. Se recomienda dormir con las piernas elevadas, evitar bipedestación prolongada y usar medias elásticas.

Tromboflebitis superficial Se caracteriza por dolor e inflamación en una vena superficial. Se maneja con elevación de la extremidad, analgésicos como paracetamol y, en casos de riesgo, anticoagulación con HBPM.

3.9 PATOLOGÍA DEL SISTEMA URINARIO

Cistitis/Pielonefritis aguda Infección urinaria frecuente, principalmente por Escherichia coli. Puede complicarse con shock séptico. Se trata con hidratación, paracetamol y antibióticos como amoxicilina/clavulánico o cefalosporinas.

Cólico renal Dolor lumbar intenso asociado a náuseas y vómitos. Se maneja con hidratación y analgésicos como paracetamol o metamizol. Si hay dilatación renal severa, puede requerir cirugía.

3.10 TERATOGENICIDAD

El efecto teratógeno se produce cuando un agente externo afecta al feto durante la embriogénesis, pudiendo causar malformaciones congénitas o alteraciones funcionales. Entre los factores de riesgo están la dosis y el tiempo de exposición, la susceptibilidad genética y la etapa de gestación. Se recomienda minimizar la exposición a fármacos y priorizar aquellos con mejor perfil de seguridad.

El conocimiento de estas patologías es fundamental para garantizar un embarazo segur y minimizar riesgos para la madre y el bebé. El manejo adecuado de cada situación contribuirá a un mejor pronóstico y una experiencia más saludable durante la gestación.

4. CÓMO SE ELABORAN LOS INFORMES DE EVALUACIÓN DE TERATOGENIA

Para garantizar la calidad de los informes de evaluación de teratogenia y facilitar la toma de decisiones clínicas, es fundamental establecer una metodología de trabajo clara y concisa. A continuación, se describe la estructura y los criterios que se siguen en la elaboración de estos informes, teniendo en cuenta las particularidades del público femenino:

Estructura del informe:

Farmacocinética y características de la pauta posológica:La barrera placentaria juega un papel crucial y como mujeres, sabes que la salud del bebé es lo más importante. Si estás embarazada o planeas estarlo, es fundamental entender cómo los medicamentos pueden afectarle. Aunque a veces no tengas toda la información sobre cómo un fármaco se comporta en nuestro cuerpo (farmacocinética), hay aspectos clave que debemos considerar:

Características del medicamento: El tamaño de las moléculas del fármaco. Cómo se une a las proteínas en nuestra sangre.Si se disuelve en grasas (liposolubilidad).

Cómo tomamos el medicamento: La forma en que tomamos un medicamento (dosis y frecuencia) influye en cómo afecta al bebé.Tomar medicamentos de forma continua puede hacer que se acumulen en el cuerpo y perjudiquen al feto.Tomar dosis muy altas puede aumentar el riesgo de que el medicamento cause malformaciones en el bebé (teratogénesis).

¿Qué significa esto para ti?

Consulta siempre a tu médico: Antes de tomar cualquier medicamento, incluso los de venta libre, habla con tu médico. Él o ella podrá evaluar los riesgos y beneficios para ti y tu bebé.

Información es poder: Pregunta a tu médico sobre las características del medicamento que necesitas y cómo puede afectar a tu bebé.

Sigue las indicaciones: Sigue al pie de la letra las indicaciones de tu médico sobre la dosis y frecuencia del medicamento.

Recuerda, la información es tu mejor aliada para proteger la salud de tu bebé.

Información adicional:

Es importante tener en cuenta que durante el embarazo, el cuerpo de la muj experimenta cambios fisiológicos que pueden afectar la forma en que los medicamentos son Liberados, tomados, Absorbidos, Distribuidos, Metabolizados y Eliminados (LADME).

Es crucial que las mujeres embarazadas siempre consulten a un profesional de la salud antes de tomar cualquier medicamento. Para ampliar la información sobre la seguridad de ciertos fármacos durante el embarazo, puedes consultar las siguientes fuentes:

· MSD Manuals: Seguridad farmacológica en el embarazo.

· Organización mundial de la salud: Medicamentos y embarazo.

Estudios en animales:

La normativa exige que todo principio activo sea ensayado en animales antes de su comercialización para observar posibles efectos teratógenos. Aunque los resultados no siempre son extrapolables a humanos, estos estudios son un primer paso para comprender el comportamiento del fármaco.

· **Estudios y experiencia en humanos:**

Es capital conocer el momento de exposición al fármaco durante el embarazo para valorar la posible afectación de un órgano o sistema en desarrollo. Por ejemplo, la exposición a benzodiacepinas durante las semanas 4-10 de gestación aumenta el riesgo de hendidura del paladar en el feto.

Metodología en ausencia de información específica:

Como mujeres, muchas veces las decisiones son difíciles sobre el uso de medicamentos durante el embarazo. Sin embargo, es fundamental saber que, en algunas ocasiones, no siempre existe información concreta sobre el riesgo potencial de teratogenia (malformaciones en el feto) asociada a ciertos fármacos, especialmente en aquellos clasificados en las categorías D o X de la FDA.

El hecho de que no existan ensayos controlados y bien diseñados específicamente en mujeres embarazadas dificulta la evaluación precisa del riesgo. Esto se debe a la complejidad de realizar estudios en esta población tan vulnerable, lo que deja a los profesionales de la salud con la tarea de usar métodos alternativos para comprender los posibles efectos de los medicamentos en el embarazo.

En estos casos, se recurre a una metodología especial que se basa en los siguientes aspectos:

1. **Información disponible sobre teratogenia**: Se analiza si existen datos previos sobre los efectos de fármacos de la misma clase terapéutica en el desarrollo fetal. Si hay evidencias de que otros medicamentos similares causan malformaciones, este factor se considera de gran importancia.

2. **Categoría de riesgo fetal asignada por la FDA**: La FDA clasifica los medicamentos según el riesgo que representan para el embarazo. Las categorías D y X son especialmente importantes, ya que indican riesgos potenciales significativos o demostrados para el feto.

3. **Estudios disponibles**: Se evalúan los estudios existentes, tanto en humanos como en animales, para identificar si se ha documentado algún efecto teratogénico del medicamento en cuestión.

4. **Citas bibliográficas**: La cantidad y calidad de la información disponible se analiza a través del número de citas bibliográficas, lo que ayuda a comprender mejor los riesgos asociados.

En algunos casos, los informes carecen de estudios completos en animales o humanos, de una clasificación clara de riesgo fetal o incluso de suficiente bibliografía. Esto puede suceder especialmente con medicamentos más nuevos, que aún no cuentan con la cantidad de investigación necesaria para evaluar de manera precisa sus efectos sobre el embarazo.

Es importante que, como mujeres, siempre consultemos con nuestros médicos antes de tomar cualquier medicamento, especialmente durante el embarazo. Ellos nos ayudarán a comprender mejor los riesgos y tomar decisiones informadas sobre nuestra salud y la de nuestros hijos.

5. ¿CÓMO SABER SI UN MEDICAMENTO ES SEGURO DURANTE EL EMBARAZO?

Sabemos que durante el embarazo te preocupas por tu salud y la de tu bebé. Por eso, es fundamental que conozcas los riesgos que algunos medicamentos pueden tener para el desarrollo de tu pequeño.

Para ayudarte a comprender mejor esta información, te presento una clasificación del riesgo fetal muy resumido pero básico, que te permitirá tomar decisiones informadas junto con tu médico:

Categorías de Riesgo Fetal resumiendo se dividen en cuatro vistas anteriormente:

Categoría A: ¡Buenas noticias! Los estudios en mujeres embarazadas no han demostrado riesgo para el bebé en el primer trimestre, ni hay evidencia de riesgo en los trimestres posteriores.

Categoría B: Los estudios en animales no han mostrado riesgo para el bebé, pero no hay suficientes estudios en mujeres embarazadas. O bien, se han visto efectos adversos en animales, pero no se han confirmado en humanos.

Categoría C: Aquí hay que tener más cuidado. Los estudios en animales han mostrado efectos adversos en el feto, pero no hay suficientes estudios en mujeres embarazadas. Tu médico evaluará si el beneficio del medicamento justifica el posible riesgo.

Categoría D: En este caso, existe evidencia de riesgo para el bebé, pero tu médico podría considerar su uso si los beneficios son mayores que los riesgos, por ejemplo, en situaciones que ponen en riesgo tu vida o en enfermedades graves.

Categoría X: ¡Alto! Estudios en animales o humanos han demostrado anomalías fetales, y el riesgo del medicamento supera cualquier posible beneficio. Estos medicamentos están contraindicados durante el embarazo.

Recuerda:

Esta clasificación es una guía general. Consulta siempre con tu médico antes de tomar cualquier medicamento durante el embarazo, incluso los de venta libre. La decisión final sobre el uso de un medicamento la tomarás junto con tu médico, considerando tu situación específica y las necesidades de tu bebé.

6. CLASIFICACIÓN DE LAS DIFERENTES PATOLOGÍAS ASOCIADAS A LA MEDICACIÓN EN EMBARAZADAS.

6.1 ABORTO: LA PREVENCIÓN DEL ABORTO ESPONTÁNEO: UN CAMINO QUE NECESITA MÁS INVESTIGACIÓN

No puedo dejar de hablar en este libro del aborto ya que puede suceder y la madre naturaleza en ocasiones hace que la vida se interrumpa, precisamente porque entiende que no es viable y sucede lo inevitable.

Sabemos que como mujer, la posibilidad de un aborto espontáneo es una preocupación real y dolorosa. Si has experimentado abortos espontáneos recurrentes y tienes hiperprolactinemia idiopática, es posible que tu médico haya considerado el uso de agonistas dopaminérgicos como medida preventiva.

Estos medicamentos actúan disminuyendo los niveles de prolactina, una hormona que puede estar relacionada con el aborto espontáneo en algunos casos. Sin embargo, es importante que sepas que la evidencia científica actual sobre la efectividad de los agonistas dopaminérgicos para prevenir abortos espontáneos futuros es **insuficiente**.

Esto significa que aún no se ha demostrado con certeza si estos medicamentos realmente marcan una diferencia significativa en la prevención de abortos. Además, algunos estudios no han informado adecuadamente sobre los posibles efectos secundarios de estos medicamentos, tanto para ti como para tu bebé.

Entre los posibles efectos secundarios que se han reportado para las mujeres que toman agonistas dopaminérgicos se encuentran náuseas, vómitos, dolor de cabeza, mareos, fatiga, presión arterial baja, arritmias cardíacas y, en algunos casos, síntomas psicóticos. En cuanto a los bebés, existe la preocupación de que la exposición a estos medicamentos durante el embarazo pueda aumentar el riesgo de defectos congénitos, bajo peso al nacer y discapacidades del desarrollo.

Por otro lado, se ha investigado el uso de vasodilatadores para aumentar las tasas de embarazo. Aunque la evidencia sugiere que pueden ser efectivos para aumentar las tasas de embarazo clínico, también se ha observado un aumento en algunos efectos secundarios, como dolor de cabeza y taquicardia.

En resumen, la prevención del aborto espontáneo es un área compleja y aún se necesita más investigación para determinar la efectividad y seguridad de los diferentes tratamientos disponibles.

Si estás considerando el uso de agonistas dopaminérgicos o cualquier otro medicamento durante el embarazo, es fundamental que hables con tu médico sobre tus preocupaciones y expectativas. Juntos, pueden evaluar los posibles riesgos y beneficios, y tomar la mejor decisión para tu salud y la de tu bebé.

Recuerda, tu salud y la de tu bebé son lo más importante. No dudes en buscar información y apoyo profesional para tomar decisiones informadas sobre tu salud reproductiva.

6.2 ANALGESIA.

Sabemos que durante el embarazo y el posparto, la salud y el bienestar son lo más importante. En ese camino, los AINE (antiinflamatorios no esteroides) pueden ser una herramienta comúnmente empleada, sobre todo para aliviar el dolor perineal agudo en los primeros días después del parto. Sin embargo, es fundamental estar informada sobre sus efectos y los posibles riesgos.

Un estudio reciente realizado por Wuytack evidenció que el uso de estos medicamentos podría tener efectos adversos en los recién nacidos. Esto abre la puerta a futuras investigaciones que podrían arrojar más detalles sobre los efectos secundarios en los bebés. Pero también es importante que sepas que los AINE pueden afectar tu propio cuerpo, y hay reportes de varios efectos adversos maternos. Entre ellos, se han mencionado somnolencia, malestares abdominales, debilidad, mareos, cefalea, epigastralgia moderada, náuseas y dolor en el área del estómago.

Es esencial que, si estás considerando o ya has usado estos medicamentos, lo hagas bajo la supervisión de tu médico, para garantizar tu bienestar y el de tu bebé. No dudes en hacer preguntas, en compartir tus preocupaciones y en buscar alternativas si lo necesitas. Tu salud es lo más importante.

6.3 ANTIÁCIDOS.

La acidez gástrica es otro de los síntomas digestivos más comunes en las mujeres embarazadas y puede presentarse en cualquier etapa de la gestación. Es conocida como pirrosis y durante el embarazo, es común experimentar acidez estomacal con frecuencia, pudiendo ser intensa y molesta. Sin embargo, aunque estos síntomas pueden resultar incómodos, las complicaciones graves son poco frecuentes. Adoptar hábitos saludables y seguir algunas recomendaciones puede ayudarte a aliviar esta molestia y disfrutar de una gestación más tranquila.

Si estás embarazada o crees que puedes estarlo y sufres de acidez estomacal, seguramente has escuchado sobre diferentes opciones para aliviarla. Se han utilizado varias estrategias, desde cambios en la alimentación y el estilo de vida hasta el uso de medicamentos como antiácidos, sucralfato o inhibidores de la bomba de protones. Sin embargo, según Phupong, aún no existen recomendaciones basadas en pruebas sólidas para su tratamiento en el embarazo. Aunque algunos fármacos parecen ser efectivos, no hay suficiente evidencia para determinar cuál es el mejor. Por eso, es importante que consultes con tu médico para encontrar la opción más segura y adecuada para ti.

6.4 ANTIBIÓTICOS: LO QUE NECESITAS SABER.

En este libro no dejare de repetir que tu salud y la de tu bebé son lo más importante.. Por eso, es normal que te preguntes sobre los medicamentos que puedes tomar,incluyendo los antibióticos.

Aquí te explicamos algunos puntos clave sobre el uso de antibióticos durante el embarazo:

¿Qué sabemos sobre los antibióticos en el embarazo?

Información limitada: A veces, no hay mucha información sobre los efectos secundarios de algunos antibióticos en mujeres embarazadas.

Posibles efectos: Algunos estudios han mostrado que ciertos antibióticos pueden estar relacionados con vómitos en la madre o hiperbilirrubinemia (niveles altos de bilirrubina en la sangre) en el recién nacido. Sin embargo, no se han encontrado diferencias claras en cuanto a malformaciones.

Antibióticos y malformaciones: En general, los antibióticos más comunes (como las penicilinas y cefalosporinas) se consideran seguros durante el embarazo.

Estudios en animales: Algunos estudios en animales han mostrado riesgos con ciertos antibióticos, pero no siempre se observan los mismos efectos en humanos.

¿Qué debes hacer?

Consulta siempre a tu médico: Antes de tomar cualquier antibiótico, habla con tu médico. Él te ayudará a evaluar los riesgos y beneficios, y te recetará el antibiótico más adecuado para ti y tu bebé.

No te automediques: Es fundamental que no tomes antibióticos sin la supervisión de tu médico.

Informa a tu médico: Si estás tomando algún otro medicamento, asegúrate de informarle a tu médico.

Recuerda, tu médico es tu mejor aliado para tomar decisiones informadas sobre tu salud y la de tu bebé. ¡No dudes en preguntarle todas tus inquietudes!

Información adicional:

Puedes encontrar más información sobre medicamentos en el embarazo en la página web de la FDA (Administración de Alimentos y Medicamentos de Estados Unidos) o en la página web de la Organización Mundial de la Salud.

Si tienes dudas sobre un antibiótico específico, puedes consultar a tu farmacéutico.

6.5 ANTIDEPRESIVOS

Durante el embarazo, es normal experimentar cambios emocionales, pero cuando estos se intensifican y afectan tu bienestar diario, podrías estar enfrentando un trastorno depresivo mayor (TDM). Este problema es más frecuente en el segundo y tercer trimestre y no debe subestimarse, ya que puede aumentar el riesgo de complicaciones como preeclampsia, parto prematuro, sangrado anormal, aborto espontáneo e incluso muerte fetal.

Si estás atravesando una depresión durante tu embarazo, es fundamental buscar apoyo y tratamiento. Sin embargo, el uso de antidepresivos en esta etapa sigue siendo un tema controvertido, ya que ningún medicamento puede considerarse completamente seguro. Aunque fármacos como los antidepresivos tricíclicos, la mirtazapina, la venlafaxina, el escitalopram o la duloxetina han sido utilizados en embarazadas, la evidencia sobre su seguridad aún es limitada y se requieren más estudios. De hecho, se ha reportado un caso de malformaciones congénitas graves en un recién nacido cuya madre tomó venlafaxina durante la gestación.

Los inhibidores selectivos de la recaptación de serotonina (ISRS), como la sertralina, el citalopram, la fluoxetina y la paroxetina, son comúnmente recetados a mujeres embarazadas. Algunos estudios no han encontrado una relación clara entre su uso y malformaciones anorrectales en los bebés. Sin embargo, investigaciones previas sí han vinculado la paroxetina con un mayor riesgo de anomalías cardíacas congénitas. Se cree que factores genéticos pueden influir en la manera en que estos fármacos afectan al feto, dependiendo de cómo el cuerpo materno metaboliza la serotonina.

Además, la fluoxetina ha sido asociada con un mayor riesgo de malformaciones importantes, especialmente defectos cardiovasculares, cuando se usa en el primer trimestre del embarazo.

Ante esta situación, es crucial que tomes decisiones informadas junto con tu médico. Si bien la depresión no tratada puede ser perjudicial para ti y tu bebé, el uso de antidepresivos debe evaluarse cuidadosamente, considerando los riesgos y beneficios de cada opción. No dudes en hablar con tu profesional de salud para encontrar la mejor alternativa para ti y tu bebé.

6.6 ANTIDIABÉTICOS

Si tienes diabetes y estás embarazada o planeas estarlo, es importante que conozcas las opciones de tratamiento disponibles. Aunque los medicamentos hipoglucemiantes orales se utilizan ampliamente para controlar la diabetes, en muchos países (como EE.UU., Reino Unido, Australia y Nueva Zelanda) no están autorizados durante el embarazo debido a la falta de evidencia concluyente sobre su seguridad a largo plazo.

Algunos estudios han analizado el uso de ciertos fármacos en esta etapa. Por ejemplo, la glibenclamida (una sulfonilurea de segunda generación) y la metformina (una biguanida) no han mostrado efectos negativos a corto plazo en el crecimiento del feto ni en la salud de la madre. Sin embargo, todavía se desconoce su impacto a largo plazo. Se sabe que las sulfonilureas de primera generación pueden atravesar la placenta y secretarse en la leche materna, lo que podría causar hipoglucemia neonatal prolongada. En contraste, la metformina no aumenta los niveles de insulina en el feto, lo que la hace una opción potencialmente más segura.

Otros medicamentos, como los inhibidores de la alfaglucosidasa (acarbosa y miglitol), no han sido suficientemente estudiados en embarazadas, aunque las investigaciones en animales no han mostrado efectos teratogénicos. Por otro lado, las tiazolidinedionas, aunque no parecen causar malformaciones congénitas, han sido asociadas con un alto riesgo de transferencia placentaria, muerte fetal y restricción del crecimiento. Las meglitinidas (repaglinida y nateglinida), que estimulan la producción de insulina en respuesta a las comidas, tampoco están recomendadas durante el embarazo.

Si tomas metformina sola o en combinación con otros tratamientos, debes saber que no se ha encontrado un mayor riesgo de aborto espontáneo, aunque es común experimentar efectos secundarios digestivos como la diarrea. En última instancia, la elección del tratamiento dependerá de varios factores, como tu preferencia, la disponibilidad del medicamento y las recomendaciones médicas en tu país. Habla con tu médico para encontrar la mejor opción que te permita mantener el control de tu glucosa sin comprometer tu salud ni la de tu bebé.

Por otra parte durante el embarazo, algunas mujeres pueden desarrollar diabetes mellitus gestacional (DMG), una condición caracterizada por niveles elevados de glucosa en sangre que se diagnostica por primera vez durante la gestación. La DMG es una de las complicaciones médicas más comunes en el embarazo y puede presentar riesgos significativos tanto para la madre como para el feto, incluyendo macrosomía (bebé con peso elevado al nacer), hipoglucemia neonatal y preeclampsia.

Diagnóstico de la diabetes gestacional

El diagnóstico de la DMG se realiza comúnmente entre las semanas 24 y 28 de gestación mediante el test de O'Sullivan. Esta prueba consiste en la ingesta de una solución con 50 gramos de glucosa, seguida de una medición de glucosa en sangre una hora después. Si los niveles de glucosa superan los 140 mg/dL, se considera anormal y se requiere una prueba adicional de tolerancia a la glucosa para confirmar el diagnóstico.

Tratamiento de la diabetes gestacional

El manejo de la DMG se centra en mantener los niveles de glucosa en sangre dentro de los rangos normales para minimizar riesgos. Las estrategias de tratamiento incluyen:

Dieta equilibrada: Adoptar una alimentación saludable y balanceada es fundamental para el control glucémico.

Actividad física: Realizar ejercicio regular, como caminar, ayuda a mejorar la sensibilidad a la insulina y a mantener niveles adecuados de glucosa.

Monitoreo de glucosa: Controlar diariamente los niveles de glucosa en sangre permite ajustar el tratamiento según sea necesario.

Terapia con insulina: Si la dieta y el ejercicio no son suficientes para controlar la glucemia, puede ser necesario administrar insulina.

Importancia del seguimiento médico

Es esencial que las mujeres con DMG reciban un seguimiento médico adecuado para ajustar el tratamiento y reducir el riesgo de complicaciones. Después del parto, la mayoría de las mujeres suelen recuperar niveles normales de glucosa; sin embargo, la DMG aumenta el riesgo de desarrollar diabetes tipo 2 en el futuro, por lo que se recomienda mantener hábitos de vida saludables y realizar controles periódicos.

Avances tecnológicos en el manejo de la diabetes

El uso de tecnologías como sensores de monitorización continua de glucosa ha mejorado el control glucémico y la calidad de vida de las personas con diabetes. En la Región de Murcia, por ejemplo, cerca de 10,000 pacientes utilizan el sensor de monitorización de glucosa 'flash', financiado por el Servicio Murciano de Salud, lo que facilita un seguimiento más preciso y reduce la necesidad de punciones frecuentes.

En resumen, la detección y el manejo adecuado de la diabetes gestacional son fundamentales para garantizar la salud de la madre y el bebé. Seguir las recomendaciones médicas y mantener un estilo de vida saludable son pilares esenciales en el tratamiento de esta condición.

6.7 ANTIEPILÉPTICOS.

Si estás embarazada y necesitas continuar con tu medicación para la epilepsia, es fundamental conocer los posibles riesgos y beneficios asociados al uso de fármacos antiepilépticos (FAE) durante la gestación. Para muchas mujeres, interrumpir el tratamiento no es una opción debido al riesgo de convulsiones, que pueden poner en peligro tanto tu salud como la de tu bebé. Sin embargo, la exposición fetal a ciertos FAE puede aumentar la probabilidad de anomalías congénitas y afectar el desarrollo infantil.Diversos estudios han demostrado que algunos FAE pueden inducir teratogenicidad, provocando malformaciones anatómicas o alteraciones en el desarrollo conductual y cognitivo del bebé. Entre los medicamentos con mayor riesgo se encuentran la carbamazepina (CBZ), fenobarbital (FB), fenitoína (FT), topiramato (TPM) y, especialmente, el valproato (VPA). Se ha observado que la exposición prenatal a estos fármacos incrementa la probabilidad de defectos congénitos, como malformaciones del tubo neural, anomalías cardíacas, orofaciales y esqueléticas.

En contraste, la lamotrigina (LTG) no ha mostrado un aumento significativo en el riesgo de malformaciones graves. Otros fármacos como la gabapentina (GBP), levetiracetam (LEV), oxcarbazepina (OXC), primidona (PRM) y zonisamida (ZNS) tampoco han sido asociados con un incremento en el riesgo, aunque los datos disponibles aún son limitados. Es importante señalar que algunos estudios han vinculado el FB con malformaciones cardíacas y el VPA con una variedad de anomalías congénitas.

Además de los efectos físicos, la exposición fetal al VPA también se ha relacionado con el síndrome del valproato fetal, caracterizado por rasgos faciales distintivos, hipotonía muscular leve, problemas respiratorios y anomalías cardiovasculares. Debido a estos riesgos, la FDA ha contraindicado el uso del VPA para la prevención de la migraña en mujeres embarazadas, clasificándolo en la categoría X. En Europa, el uso del VPA en el embarazo también está altamente restringido.

El riesgo teratogénico de los FAE varía según la dosis y el tipo de tratamiento. Se ha demostrado que el uso de politerapia (combinación de varios fármacos) conlleva un mayor riesgo de malformaciones en comparación con la monoterapia. En este sentido, la reducción de la dosis y la elección de un medicamento con menor riesgo pueden ser estrategias clave para minimizar el impacto sobre el bebé sin comprometer la efectividad del tratamiento.

Si estás planeando un embarazo o ya estás esperando un bebé, es fundamental que consultes con tu médico para evaluar las opciones terapéuticas más seguras. Es posible que necesites cambiar de politerapia a monoterapia o ajustar la dosis para reducir el riesgo de efectos adversos. También es importante considerar la suplementación con ácido fólico, ya que puede ayudar a prevenir malformaciones del tubo neural en bebés expuestos a FAE.

Por otro lado, algunos psicotrópicos como el aripiprazol, haloperidol y trazodona pueden inhibir la actividad de la enzima 7-deshidrocolesterol reductasa (DHCR7), aumentando el riesgo de malformaciones congénitas. En cambio, medicamentos como la clozapina, escitalopram/citalopram, lamotrigina, olanzapina y risperidona no parecen afectar los niveles de esta enzima y podrían ser opciones más seguras durante el embarazo.

La decisión sobre el tratamiento antiepiléptico en el embarazo debe ser individualizada y basada en una evaluación exhaustiva de los riesgos y beneficios. Recuerda que la supervisión médica es clave para garantizar tu bienestar y el de tu bebé. No dudes en hablar con tu especialista para recibir asesoramiento personalizado y tomar la mejor decisión para tu salud y la de tu hijo.

6.8 ANTIEMÉTICOS.

Las náuseas y los vómitos durante el embarazo, aunque no son letales, tienen un impacto significativo en la salud general de las mujeres embarazadas, afectando su bienestar físico, emocional y económico. En muchos casos, los síntomas son tan intensos que pueden interferir con la capacidad de la mujer para llevar a cabo sus actividades cotidianas, lo que a menudo conduce a una disminución de la calidad de vida. Esta condición, conocida como hiperemesis gravídica cuando es severa, puede ocasionar deshidratación, pérdida de peso, alteraciones electrolíticas y, en algunos casos, hospitalización.

Existen una variedad de tratamientos farmacológicos, así como terapias complementarias y alternativas que se utilizan para tratar las náuseas y los vómitos del embarazo, con el fin de aliviar los síntomas y mejorar el bienestar de la madre. Sin embargo, debido a la naturaleza compleja de la enfermedad y las preocupaciones sobre la seguridad tanto para la madre como para el bebé, la elección del tratamiento adecuado debe ser cuidadosamente evaluada.

El estudio realizado por Boelig subraya la necesidad de realizar más investigaciones sobre la seguridad y la eficacia de estas intervenciones. Aunque se han utilizado varios enfoques terapéuticos, los resultados sobre sus efectos secundarios, tanto maternos como infantiles, son limitados. Además, hay poca evidencia que respalde la superioridad de un tratamiento sobre otro en cuanto a la efectividad para controlar la hiperemesis gravídica. En este contexto, se hace indispensable la realización de ensayos clínicos controlados de mayor escala, que puedan proporcionar datos más claros y ayudar a establecer guías más precisas para el manejo de esta afección.

Mientras tanto, es fundamental que las mujeres embarazadas que padecen de náuseas y vómitos graves reciban atención médica para monitorear su estado y recibir el tratamiento adecuado, de manera que se minimicen los riesgos tanto para ellas como para sus bebés.

6.9 ANTIHIPERTENSIVOS.

Si estás embarazada y padeces de hipertensión leve a moderada, es importante que sepas que el tratamiento farmacológico adecuado puede ayudarte a reducir el riesgo de desarrollar hipertensión grave. En general, los medicamentos antihipertensivos son utilizados para controlar la presión arterial y prevenir complicaciones. En este sentido, algunos fármacos, como los betabloqueantes y los bloqueantes de los canales de calcio, parecen ser más efectivos que otros en cuanto a la prevención de la hipertensión grave durante el embarazo.

Sin embargo, es importante que sepas que, aunque estos medicamentos pueden controlar tu presión arterial, probablemente no tengan un impacto significativo en reducir el riesgo de muerte fetal. Además, no hay suficientes estudios que permitan determinar si estos tratamientos afectan la mortalidad materna, por lo que la información sobre su efecto en la salud de la madre aún es limitada.

En cuanto a los medicamentos antihipertensivos, es fundamental que tengas en cuenta que muchos de ellos están contraindicados durante el embarazo debido a los riesgos que pueden representar para tu bebé. Algunos fármacos pueden causar malformaciones fetales, reducción del crecimiento fetal, e incluso muerte fetal o neonatal. Por ello, es esencial que siempre sigas las indicaciones de tu médico y evites el uso de cualquier medicamento sin supervisión médica.Por ejemplo, los inhibidores de la enzima convertidora de angiotensina (IECA) y los antagonistas de los receptores de angiotensina (ARA), que son comúnmente utilizados para tratar la hipertensión, han mostrado tener efectos tóxicos para el feto, especialmente en el segundo y tercer trimestre. Aunque recientemente se ha documentado que estos medicamentos pueden ser teratogénicos (es decir, causar malformaciones) también durante el primer trimestre, es fundamental evitar su uso durante el embarazo.

El tratamiento epidural es otro enfoque que a veces se evalúa para controlar la hipertensión durante el embarazo, particularmente en casos de preeclampsia grave. Este tratamiento busca bloquear el tono vasomotor de las arterias y, de esta manera, aumentar el flujo sanguíneo uteroplacentario. Sin embargo, los estudios sobre su eficacia son limitados y no se han reportado mejoras en cuanto a la mortalidad materna o fetal. Además, la evidencia no ha mostrado una disminución de complicaciones graves como la eclampsia o las crisis convulsivas en mujeres que reciben este tratamiento.

En cuanto a la hipertensión intracraneal, uno de los tratamientos utilizados es la acetazolamida, que inhibe la anhidrasa carbónica. Sin embargo, debes saber que este medicamento no se recomienda durante el embarazo debido a los riesgos teratogénicos que puede presentar.

Es importante que, si tienes hipertensión durante el embarazo, sigas las recomendaciones de tu médico y te mantengas informada sobre los posibles riesgos y beneficios de los tratamientos. No dudes en hablar con tu médico sobre cualquier preocupación o duda que puedas tener, para que juntos puedan tomar la mejor decisión para tu salud y la de tu bebé.

6.10ANTIHISTAMÍNICOS.

Si estás embarazada, es posible que experimentes prurito generalizado, que es uno de los síntomas dermatológicos más frecuentes en las mujeres durante el embarazo.

Este picor puede ser incómodo y molesto, y aunque generalmente no representa un riesgo grave, es importante tratarlo adecuadamente para que no interfiera con tu bienestar. Existen varias opciones de tratamiento farmacológico que pueden ayudarte a aliviar este síntoma.

Uno de los tratamientos más seguros para el prurito durante el embarazo es el uso de loción de calamina y mentol, según una revisión sistemática realizada por Rungsiprakarn. Estos productos son bien tolerados y se consideran seguros, por lo que pueden ser una opción efectiva para calmar la picazón de forma tópica.

Por otro lado, los anestésicos tópicos se usan con menor frecuencia, pero también pueden ser útiles para aliviar el prurito. Un ejemplo de estos son los esteroides tópicos ultrapotentes, como el dipropionato de betametasona, que ayudan a interrumpir el ciclo de picazón-rascado. Sin embargo, debes tener en cuenta que el uso prolongado de esteroides tópicos puede causar efectos secundarios como atrofia de la piel, estrías, pigmentación irregular, acné y telangiectasia (pequeñas venas dilatadas). Además, existe el riesgo de absorción sistémica, lo que podría interferir con el funcionamiento normal de tu sistema hormonal, particularmente en lo que se refiere al eje hipotálamo-hipófisis.

Otra opción que se utiliza para tratar el prurito durante el embarazo son los antihistamínicos. Sin embargo, los de primera generación ya no se recomiendan debido a sus efectos sedantes y otros posibles efectos adversos. Los antihistamínicos de segunda generación, como la loratadina, la fexofenadina y la cetirizina, se utilizan con mayor frecuencia, ya que suelen tener menos efectos secundarios. Sin embargo, pueden causar fotosensibilidad, taquicardia (latidos rápidos del corazón) y, en algunos casos, prolongación del intervalo QT en el electrocardiograma, lo que puede ser preocupante para algunas mujeres. La FDA (Administración de Alimentos y Medicamentos de los EE. UU.) Considera que la loratadina es un medicamento de categoría B, lo que significa que no hay evidencia suficiente de que represente un riesgo para el feto, aunque se han observado algunos riesgos en estudios animales. En general, es importante que solo utilices medicamentos bajo la supervisión de tu médico.

Además, es importante que sepas que la FDA desaconseja el uso de aspirina durante el primer y último trimestre del embarazo. La aspirina puede aumentar el riesgo de hemorragias tanto en la madre como en el bebé, lo que puede complicar el embarazo y el parto.Si te están prescribiendo esteroides para tratar el prurito, es importante que sepas que estos deben usarse solo a corto plazo debido a los posibles efectos secundarios. Entre los efectos adversos de los esteroides se incluyen la diabetes, hipertensión, úlceras gástricas, osteoporosis, atrofia de la piel, síndrome de Cushing, glaucoma y retraso del crecimiento fetal. Por lo tanto, los esteroides deben ser recetados con precaución y solo si es absolutamente necesario para el tratamiento de tu condición.

Finalmente, en cuanto a los antagonistas opiáceos, la exposición a la buprenorfina durante el embarazo no ha mostrado un aumento significativo en el riesgo de malformaciones, y la naloxona tampoco se ha relacionado con efectos adversos durante el embarazo. Sin embargo, es fundamental que cualquier medicamento, especialmente los que contienen opiáceos, sea prescrito y monitorizado cuidadosamente por tu médico.

En resumen, si experimentas prurito durante tu embarazo, hay varias opciones de tratamiento disponibles, pero es importante que hables con tu médico antes de usar cualquier medicamento. Así podrás asegurarte de que el tratamiento que elijas sea seguro tanto para ti como para tu bebé.

6.11 CALAMBRES.

Si estás embarazada, es posible que experimentes calambres en las piernas, especialmente en el tercer trimestre. Estos calambres son contracciones involuntarias, súbitas e intensas de los músculos de las piernas, y pueden ser bastante dolorosos. Además, pueden interferir con tus actividades diarias, interrumpir el sueño e incluso afectar tu calidad de vida en general.

Aunque los calambres en las piernas son un problema común durante el embarazo, existen diversas formas de manejarlos. A continuación, te hablaré sobre algunos tratamientos que podrían ayudarte a aliviar estos molestos episodios.

1. **Tratamientos farmacológicos**

En general, durante el embarazo, se debe tener cuidado con los fármacos que se utilizan, ya que no todos son seguros para el bebé. En un estudio realizado por Zhou, se observó que el uso de quinina (un medicamento utilizado para tratar calambres) puede estar relacionado con efectos adversos y, por lo tanto, no se recomienda durante el embarazo, especialmente debido a su potencial teratogénico, es decir, su capacidad para causar malformaciones en el feto. Por lo tanto, debes evitar el uso de quinina para tratar los calambres durante el embarazo.

2. **Electrólitos y vitaminas**

Aunque se ha probado la eficacia de varios tratamientos, como el magnesio, el calcio y las vitaminas B y C, la evidencia no es concluyente. No está claro si la ingesta de estos suplementos de manera oral realmente proporciona un tratamiento efectivo para los calambres de las piernas en todas las mujeres embarazadas. Sin embargo, algunos estudios sugieren que mantener un buen equilibrio de electrolitos y vitaminas puede ayudar a reducir la frecuencia de los calambres en algunas mujeres.

Magnesio: Se cree que el magnesio puede ayudar a relajar los músculos y aliviar los calambres. Algunos estudios han demostrado que tomar magnesio en forma de suplemento podría ayudar, pero los resultados no son consistentes en todas las mujeres embarazadas. Hay que prestar atención como se presenta el magnesio porque se pueden presentan en diferentes sales, quelatos, etc.

Calcio: El calcio es esencial para la contracción y relajación muscular. La deficiencia de calcio podría estar asociada con un mayor riesgo de calambres, aunque los estudios no han sido completamente claros sobre si tomar suplementos de calcio ayuda a reducir los calambres.

Vitaminas B y C: Algunas mujeres han encontrado alivio tomando suplementos de vitaminas del complejo B y vitamina C, aunque los estudios sobre su eficacia no son definitivos.

3. **Tratamientos no farmacológicos**

Además de los suplementos, existen tratamientos no farmacológicos que pueden ser efectivos para aliviar los calambres en las piernas. Uno de los enfoques más comunes es **el estiramiento muscular**. Si sientes que viene un calambre, estirar suavemente el músculo afectado puede ayudar a aliviar la tensión y reducir el dolor. Asegúrate de estirar de manera controlada y sin forzar los músculos para evitar lesiones.

4. **Reposo**

Cuando experimentas un calambre en las piernas, lo mejor es **hacer reposo**. Detén lo que estés haciendo y asegúrate de no hacer movimientos bruscos. Relájate y trata de estirar el músculo de manera suave, lo cual puede ayudar a aliviar el calambre y reducir el dolor.

¿Qué más puedes hacer?

Además de los tratamientos mencionados, hay algunas recomendaciones generales que pueden ayudarte a prevenir los calambres:

Mantén una buena hidratación. Beber suficiente agua puede ayudar a mantener el equilibrio de electrolitos y prevenir los calambres.

Evita permanecer mucho tiempo en la misma posición, ya que estar de pie o sentado durante largos periodos puede aumentar el riesgo de calambres. Intenta mover las piernas de vez en cuando para mejorar la circulación.

Masajes suaves en las piernas antes de dormir también pueden ayudar a prevenir los calambres nocturnos.

En resumen, aunque los calambres en las piernas durante el embarazo pueden ser molestos, existen varias formas de manejarlos. Si bien no todos los tratamientos disponibles tienen una base sólida de evidencia, muchos han demostrado ser útiles para algunas mujeres. Si los calambres persisten o se vuelven demasiado dolorosos, te recomiendo hablar con tu médico para que te guíe en el mejor tratamiento para ti y tu bebé.

6.12 CORTICOSTEROIDES EN EL EMBARAZO: ¿SON SEGUROS PARA TI Y TU BEBÉ?

Entendemos que durante el embarazo buscas lo mejor para tu salud y la de tu bebé. Si te han recetado corticosteroides o tienes dudas sobre ellos, aquí te brindamos información clara y concisa:

¿Qué son los corticosteroides?

Son medicamentos potentes que se usan para reducir la inflamación y controlar la respuesta del sistema inmunitario. Se utilizan para tratar diversas enfermedades, como asma, alergias y enfermedades autoinmunes.

¿Son seguros durante el embarazo?

En general, sí: Cuando se administran en el hospital bajo supervisión médica, los corticosteroides se consideran seguros tanto para ti como para tu bebé.

Beneficios para bebés prematuros: En casos de parto prematuro, los corticosteroides pueden ayudar a que los pulmones del bebé maduren más rápido, aumentando sus probabilidades de supervivencia y reduciendo el riesgo de problemas de salud.

Cruzan la placenta: Es importante saber que los corticosteroides pueden atravesar la placenta y llegar a tu bebé.

¿Existen riesgos?

Riesgo de labio leporino o paladar hendido: Existe un pequeño riesgo de que los corticosteroides aumenten la posibilidad de labio leporino o paladar hendido en el bebé si se toman durante el primer trimestre del embarazo. Por eso, la FDA los clasifica en la categoría C.

Corticosteroides inhalados: El riesgo parece ser ligeramente mayor con el uso de corticosteroides inhalados.

Náuseas y vómitos: Los corticosteroides pueden ayudar a controlar las náuseas y vómitos durante el embarazo, reduciendo la necesidad de hospitalización.

¿Qué debes hacer?

Habla con tu médico: Si te preocupa el uso de corticosteroides durante el embarazo, habla con tu médico. Él evaluará tu situación específica y te explicará los riesgos y beneficios.

Sigue las indicaciones: Si te recetan corticosteroides, es fundamental que sigas las indicaciones de tu médico al pie de la letra.

No te automediques: Nunca tomes corticosteroides sin la supervisión de tu médico.

Recuerda, tu médico es tu mejor aliado para tomar decisiones informadas sobre tu salud y la de tu bebé. ¡No dudes en preguntarle todas tus inquietudes!

Información adicional:

Puedes encontrar más información sobre medicamentos en el embarazo en la página web de la FDA o en la página web de la Organización Mundial de la Salud.

Si tienes dudas sobre los corticosteroides, puedes consultar a tu farmacéutico.

6.13 CORTICOSTEROIDES INHALADOS.

¿Por qué son importantes los corticosteroides inhalados durante el embarazo?

Control del asma: El asma mal controlada durante el embarazo puede acarrear riesgos significativos tanto para la madre como para el bebé, incluyendo preeclampsia, parto prematuro y bajo peso al nacer.Los corticosteroides inhalados son muy eficaces para mantener la inflamación de las vías respiratorias bajo control, lo que reduce el riesgo de ataques de asma.

Seguridad relativa: En general, se considera que los corticosteroides inhalados son seguros durante el embarazo. La cantidad de medicamento que llega al torrente sanguíneo y, por lo tanto, al bebé, es mínima. Numerosos estudios han evaluado su seguridad y, en la mayoría de los casos, los beneficios de su uso superan ampliamente los posibles riesgos.

Consideraciones clave:

Consulta con tu médico: Es fundamental que tu tratamiento para el asma sea supervisado de cerca por un médico durante el embarazo. Él o ella podrá ajustar la dosis y el tipo de medicamento según sea necesario.Nunca suspendas ni modifiques tu tratamiento sin consultar a tu médico.

Tipos de corticosteroides inhalados: Algunos corticosteroides inhalados, como la budesonida, son considerados particularmente seguros durante el embarazo.Los profesionales de la salud valoraran cuales son los mas recomendables para cada situación.

Minimizar los riesgos: Para reducir al mínimo los posibles efectos secundarios, se recomienda utilizar un espaciador con el inhalador y enjuagarse la boca después de cada uso.

Beneficios frente a riesgos:

Los riesgos asociados al asma mal controlada durante el embarazo son mucho mayores que los riesgos potenciales de los corticosteroides inhalados.Mantener el asma bajo control garantiza un suministro adecuado de oxígeno tanto para la madre como para el bebé.

En resumen:

Los corticosteroides inhalados son una opción de tratamiento segura y eficaz para el asma durante el embarazo. Es esencial trabajar en estrecha colaboración con tu médico para asegurar un control óptimo del asma y un embarazo saludable.

6.14 HIPERTIROIDISMO:

El delicado equilibrio de la tiroides en el embarazo es cucial sobre el tratamiento antitiroideo. Sabemos que tu salud y la de tu bebé son lo más importante, especialmente durante el embarazo. Si te han diagnosticado hipertiroidismo (tiroides hiperactiva) y necesitas tratamiento, es fundamental que comprendas las particularidades del manejo de esta condición durante la gestación.

Tratamiento antitiroideo en el embarazo: un enfoque diferente

El hipertiroidismo requiere un manejo especial durante el embarazo, ya que algunos medicamentos antitiroideos pueden afectar el desarrollo del bebé. Es crucial que tu tratamiento sea individualizado y supervisado de cerca por un endocrinólogo con experiencia en el manejo del hipertiroidismo en el embarazo.

¿Qué medicamentos se utilizan?

Los medicamentos antitiroideos más comunes son:

Metimazol (MMI) / Carbimazol (CMZ): Estos medicamentos actúan bloqueando la producción de hormonas tiroideas. Sin embargo, estudios han demostrado que su uso durante el primer trimestre del embarazo puede aumentar el riesgo de malformaciones congénitas en el bebé.

Propiltiouracilo (PTU): Este medicamento también bloquea la producción de hormonas tiroideas y se considera la opción preferida durante el primer trimestre del embarazo, ya que tiene un menor riesgo de causar malformaciones congénitas en comparación con el MMI/CMZ.

¿Qué dice la evidencia científica?

Un estudio reciente de Song et al. ha evidenciado el efecto teratogénico (capacidad de causar malformaciones) del MMI/CMZ, lo que refuerza la recomendación de utilizar PTU durante el primer trimestre.

¿Qué significa esto para ti?

Información y decisiones compartidas: Habla con tu médico sobre los riesgos y beneficios de cada medicamento antitiroideo. Es importante que participes activamente en la toma de decisiones sobre tu tratamiento.

Seguimiento médico: Tu médico te realizará un seguimiento estrecho para controlar tus niveles de hormonas tiroideas y ajustar la dosis de tu medicamento según sea necesario.

Control del hipertiroidismo: Un buen control del hipertiroidismo es esencial para tu salud y la de tu bebé. El tratamiento adecuado puede prevenir complicaciones como preeclampsia, parto prematuro y bajo peso al nacer.

Recuerda:

No te automediques: Nunca modifiques o suspendas tu medicación sin consultar a tu médico.

Consulta tus dudas: Si tienes alguna pregunta o inquietud sobre tu tratamiento, no dudes en hablar con tu médico o con un endocrinólogo especialista en embarazo.

Tu salud y la de tu bebé es lo principal y debes saber que puedes tener un embarazo saludable a pesar del hipertiroidismo

6.15 HIPNÓTICOS. ENTENDIENDO EL USO DE HIPNÓTICOS EN EL EMBARAZO

Sabemos que descansar bien es fundamental durante el embarazo, pero a medida que tu bebé crece, conciliar el sueño puede volverse un desafío. Las noches interrumpidas y el insomnio son comunes en los últimos meses, y es natural que busques soluciones para dormir mejor.

Si te estás preguntando sobre la seguridad de los hipnóticos (medicamentos para dormir) durante el embarazo, aquí te brindamos información importante:

¿Qué son los hipnóticos?

Los hipnóticos son medicamentos que te ayudan a dormir. Existen diferentes tipos, incluyendo las benzodiazepinas y los hipnóticos no benzodiazepínicos.

¿Son seguros durante el embarazo?

Información limitada: Aún no hay suficiente información concluyente sobre los riesgos de los hipnóticos en el embarazo. Algunos estudios sugieren que podrían aumentar el riesgo de malformaciones congénitas, mientras que otros no encuentran una relación clara.

Estudios en curso: Se necesitan más investigaciones para determinar con certeza la seguridad de estos medicamentos en mujeres embarazadas.

¿Qué dice la evidencia actual?

Estudio de Ban: Un estudio reciente de Ban et al. no encontró evidencia de un aumento en el riesgo de malformaciones congénitas mayores en bebés expuestos a benzodiazepinas o hipnóticos no benzodiazepínicos durante el primer trimestre del embarazo. Sin embargo, los autores señalan que se necesitan más estudios para confirmar estos resultados.

¿Qué debes hacer si tienes problemas para dormir?

Habla con tu médico: Antes de tomar cualquier hipnótico, es fundamental que consultes con tu médico. Él evaluará tu situación y te ayudará a decidir si los beneficios de tomar el medicamento superan los posibles riesgos.

Considera alternativas: Existen alternativas no farmacológicas que pueden ayudarte a dormir mejor, como:

Establecer una rutina relajante para antes de dormir: Un baño caliente, leer un libro o escuchar música suave pueden ayudarte a prepararte para el descanso.

Crear un ambiente propicio para el sueño: Asegúrate de que tu habitación esté oscura, tranquila y fresca.

Evitar la cafeína y el alcohol: Estas sustancias pueden interferir con tu sueño y admeás el acohol está contraindicado.

Hacer ejercicio regularmente: La actividad física puede mejorar la calidad del sueño, pero evita hacer ejercicio cerca de la hora de acostarte.

Practicar técnicas de relajación: La meditación, el yoga o la respiración profunda pueden ayudarte a reducir el estrés y la ansiedad, lo que facilita el sueño.

6.16 INFECCIONES: PALUDISMO.

En un mundo cada vez más globalizado, las fronteras se desdibujan, no solo para las personas, sino también para otras especies. Cada vez con mayor frecuencia, estamos viendo cómo mosquitos, invertebrados y otros animales que antes no existían en nuestras zonas, llegan y se establecen en nuestros ecosistemas. Este fenómeno, conocido como **invasión biológica**, tiene consecuencias que van más allá de la alteración de la biodiversidad, pues trae consigo **nuevas enfermedades** que antes no nos afectaban.

¿Cómo llegan estas especies?

Las vías de entrada de estas especies son diversas:

· **Transporte global:** El comercio internacional y el transporte de mercancías son vectores importantes para la introducción accidental de especies. Mosquitos, larvas o huevos pueden viajar en contenedores, plantas o materiales de construcción.

· **Cambio climático:** El aumento de las temperaturas y la alteración de los patrones climáticos favorecen la expansión de especies a nuevas áreas donde antes no podían sobrevivir.

· **Introducción intencionada:** En ocasiones, especies se introducen de forma deliberada con fines ornamentales, agrícolas o de control biológico, sin prever las consecuencias negativas que pueden tener.

Estas especies invasoras pueden ser portadoras de virus, bacterias o parásitos que causan enfermedades en humanos, como: **Paludismo.**

El paludismo, o malaria,se transmite a través de la picadura de mosquitos *Anopheles* infectados.

También puede transmitirse de madre a hijo durante el embarazo (paludismo congénito), por transfusiones de sangre o por compartir agujas contaminadas.

Representa una seria amenaza para la salud de las mujeres embarazadas y sus bebés. La infección, durante el embarazo puede provocar complicaciones graves, como anemia materna, aborto espontáneo, parto prematuro, bajo peso al nacer e incluso la muerte. Por eso, es crucial contar con medicamentos seguros y eficaces para prevenir y tratar esta enfermedad.

Prevención:

· **Sulfadoxina-pirimetamina:** La Organización Mundial de la Salud (OMS) recomienda el uso preventivo de sulfadoxina-pirimetamina durante el embarazo. Sin embargo, la creciente resistencia del parásito a este medicamento ha impulsado la búsqueda de alternativas.

· **Mefloquina:** La mefloquina es una opción segura y eficaz para la prevención del paludismo en el embarazo. Estudios han demostrado que no aumenta el riesgo de efectos adversos como bajo peso al nacer, prematuridad, muerte fetal o malformaciones congénitas. Sin embargo, puede tener una peor tolerabilidad en comparación con otros antipalúdicos.

Tratamiento:

· **Atovacuona-proguanil:** Aunque es eficaz para la profilaxis y el tratamiento del paludismo, no se recomienda su uso en mujeres embarazadas debido a la falta de datos sobre su seguridad.

· **Terapia combinada con artemisinina:** La OMS recomienda la terapia combinada con artemisinina para el tratamiento del paludismo no complicado en el segundo y tercer trimestre del embarazo.

· **Quinina con clindamicina:** Para el tratamiento del paludismo no complicado en el primer trimestre, se recomienda quinina con clindamicina. Estudios sugieren que el riesgo de anomalías congénitas y abortos espontáneos es similar entre las mujeres tratadas con artemisinina en el segundo o tercer trimestre y las tratadas con quinina u otros antipalúdicos sin artemisinina. Además, la artemisinina parece ser más eficaz para reducir el riesgo de muerte fetal.

En resumen:

El paludismo es una enfermedad grave que puede tener consecuencias devastadoras para las mujeres embarazadas y sus bebés.

La prevención y el tratamiento adecuados son esenciales para proteger la salud materna e infantil.

Existen diferentes opciones de medicamentos seguros y eficaces para la prevención y el tratamiento del paludismo en el embarazo.

Es fundamental que las mujeres embarazadas que viven en zonas de riesgo o que viajen a estas zonas consulten con su médico sobre las medidas de prevención y tratamiento del paludismo.

¿Qué podemos hacer?

Prevención: Fortalecer los controles en fronteras para evitar la entrada de especies invasoras.

Vigilancia: Implementar sistemas de vigilancia epidemiológica para detectar tempranamente la presencia de nuevas enfermedades.

Control: Desarrollar estrategias de control de especies invasoras que ya se han establecido.

Concienciación: Informar a la población sobre los riesgos de las especies invasoras y las medidas de prevención que se pueden tomar.

La invasión biológica es un desafío creciente que requiere una respuesta global y coordinada. Proteger nuestra salud y la de nuestros ecosistemas depende de nuestra capacidad para prevenir, detectar y controlar la propagación de especies invasoras y las enfermedades que transmiten.

6.17 INMUNOSUPRESORES.

El uso de estos fármacos puede ser esencial para controlar diversas enfermedades, pero siempre debe hacerse bajo una estricta supervisión médica.

Derivados del Ácido Micofenólico: Un Riesgo a Evitar

Algunos tratamientos inmunosupresores, como los derivados del ácido micofenólico, son efectivos para controlar enfermedades autoinmunes, pero tienen un riesgo significativo para el feto. El uso de estos medicamentos durante el embarazo está estrechamente relacionado con un mayor riesgo de **atresia esofágica**, una malformación grave que afecta al esófago del bebé, dificultando la alimentación y el desarrollo adecuado del sistema digestivo.

Por esta razón, **debe evitarse el uso de derivados del ácido micofenólico** en mujeres embarazadas o que estén planeando quedar embarazadas. Si estás tomando este medicamento, es crucial que hables con tu médico para explorar alternativas que sean más seguras para ti y para tu bebé, sin poner en peligro tu salud ni la del feto.

Daclizumab: Un Medicamento con Riesgos No Completamente Comprendidos

Otro medicamento que podrías necesitar es el **daclizumab**, un inmunosupresor que pertenece a la categoría C según la **FDA** (Administración de Alimentos y Medicamentos de los EE. UU.). Esto significa que, aunque no se ha demostrado que cause daño fetal en estudios controlados, los estudios en animales no han mostrado efectos negativos significativos en la fertilidad ni en el desarrollo fetal. Sin embargo, **a pesar de estos resultados**, también se ha observado un aumento en los casos de **abortos prematuros**, lo que sugiere que el uso de este medicamento durante el embarazo debe hacerse con precaución.

Es importante destacar que no existen estudios concluyentes sobre cómo afecta el daclizumab a la fertilidad en mujeres humanas, por lo que si estás tomando este medicamento, tu médico evaluará cuidadosamente los riesgos y te orientará sobre la mejor manera de proceder.

Inhibidores de TNF-α: Una Alternativa Relativamente Segura

Los **inhibidores de TNF-α**, que se utilizan para tratar condiciones como la artritis reumatoide y otras enfermedades autoinmunes, se consideran **relativamente seguros** durante el embarazo. Estos medicamentos suelen ser una opción para mujeres que padecen enfermedades graves que no responden a otros tratamientos inmunomoduladores. Sin embargo, aunque estos fármacos son efectivos, los datos sobre su seguridad durante el embarazo son aún limitados.

Si estás considerando el uso de inhibidores de TNF-α durante el embarazo, debes saber que los estudios realizados hasta ahora han sugerido que estos medicamentos pueden administrarse con más seguridad en las primeras 30 semanas de embarazo. A partir de ese momento, los riesgos para el feto aumentan, por lo que se recomienda limitar su uso. Tu médico te ayudará a decidir si es necesario continuar con el tratamiento o si es mejor explorar otras opciones.

Abatacept, Rituximab, Anakinra, Tocilizumab y Belimumab: Medicamentos a Evitar

Aunque algunos medicamentos como **rituximab, abatacept, anakinra, tocilizumab** y **belimumab** se utilizan en diversas enfermedades autoinmunes, los **datos sobre su seguridad durante el embarazo son limitados**. Debido a la falta de evidencia suficiente, **no se recomienda su uso rutinario durante el embarazo**, a menos que los beneficios para la madre sean claramente superiores a los riesgos para el bebé.

En particular, el **abatacept** debe utilizarse solo si el beneficio potencial para ti, como madre, justifica los riesgos potenciales para el feto. Esto es algo que debe ser evaluado cuidadosamente por tu equipo médico, quienes considerarán tu salud general, la gravedad de tu enfermedad y las alternativas terapéuticas disponibles.

Tu Salud y la de tu Bebé: Decisiones Conjuntas

En resumen, la clave para un embarazo saludable, especialmente si estás tomando inmunosupresores, es la **comunicación abierta con tu médico**. Existen tratamientos efectivos para diversas condiciones autoinmunes y enfermedades inflamatorias, pero no todos son seguros para el feto. Es esencial que cualquier decisión sobre tu tratamiento sea personalizada, teniendo en cuenta tanto los riesgos para tu salud como para la del bebé.

Recuerda que no estás sola en este proceso. Los profesionales de la salud están allí para ayudarte a tomar las mejores decisiones, minimizando los riesgos y asegurando que tanto tú como tu bebé estén lo más seguros posible.

6.18 LAXANTES

El **estreñimiento** es uno de los más comunes y molestos. La ralentización del tránsito intestinal es frecuente debido a los cambios hormonales, como el aumento de la progesterona, que provoca una relajación de los músculos del sistema digestivo. Esto hace que los movimientos intestinales sean más lentos, lo que puede resultar en una sensación de incomodidad, distensión abdominal, y, en algunos casos, **hemorroides**, que agravan aún más la calidad de vida durante el embarazo.

El Estreñimiento y sus Efectos en la Calidad de Vida

El estreñimiento durante el embarazo no solo afecta el bienestar físico, sino también la percepción que tienes sobre tu salud. Es habitual que las embarazadas se enfrenten a una disminución en su calidad de vida debido a la incomodidad diaria y a la aparición de molestias adicionales, como las hemorroides. Esta condición puede ser aún más frustrante si los cambios en la dieta, el aumento de la ingesta de agua y los ejercicios físicos no resultan suficientes para aliviar los síntomas.

Cuando los métodos no farmacológicos no son efectivos, es común recurrir a los **tratamientos farmacológicos**. Sin embargo, es fundamental elegir aquellos que sean seguros tanto para ti como para tu bebé en desarrollo. Existen diversos tipos de laxantes, y cada uno tiene una forma distinta de actuar sobre el organismo.

Tipos de Laxantes durante el Embarazo

1. **Laxantes Lubricantes:** Los laxantes lubricantes, como el **aceite mineral**, actúan formando una capa sobre las heces, facilitando su paso a través del intestino. Estos laxantes pueden ser efectivos en el alivio del estreñimiento, pero su uso debe ser supervisado, ya que pueden interferir con la absorción de vitaminas liposolubles (A, D, E y K). Generalmente, se recomienda usarlos de manera ocasional.

2. **Agentes Formadores de Masa:** Los **agentes formadores de masa**, como el **psyllium** o la **metilcelulosa**, son considerados una de las opciones más seguras durante el embarazo. Actúan aumentando el volumen y la suavidad de las heces, lo que facilita su evacuación. Estos laxantes son generalmente bien tolerados y pueden utilizarse a largo plazo como parte del tratamiento del estreñimiento en mujeres embarazadas.

3. **Laxantes Osmóticos:** Los laxantes osmóticos, como el **lactulosa** y el **polietilenglicol (PEG)**, ayudan a retener agua en el intestino, lo que ablanda las heces y facilita su paso. Aunque son generalmente seguros durante el embarazo, es importante no exceder las dosis recomendadas para evitar efectos secundarios como la diarrea. El lactulosa, en particular, es una opción comúnmente utilizada durante el embarazo para tratar el estreñimiento de forma eficaz y segura.

4. **Laxantes Estimulantes:** Los **laxantes estimulantes**, como la **sen** y la **cascara sagrada**. Estos

fármacos funcionan estimulando las contracciones del intestino, lo que acelera el tránsito intestinal. Sin embargo, se asocian con efectos secundarios como cólicos abdominales y pueden causar dependencia si se usan con frecuencia. Se recomienda evitarlos o utilizarlos solo bajo estricta supervisión médica.

5. **Ablandadores de Heces:** Los **ablandadores de heces**, como el **docusato sódico**, son utilizados para suavizar las heces, lo que facilita su evacuación. Son una opción suave y efectiva, particularmente útil para mujeres embarazadas que sufren de hemorroides, ya que minimizan la irritación durante la evacuación.

6. **Enemas y Supositorios:** Los **enemas** y **supositorios** son tratamientos más invasivos y se suelen utilizar en casos graves de estreñimiento. Pueden ser efectivos para aliviar la constipación aguda, pero deben usarse con precaución y solo cuando otros tratamientos no hayan dado resultado.

Intervenciones Farmacológicas y No Farmacológicas: Un Enfoque Seguro

De acuerdo con la investigación de **Rungsiprakarn**, tanto las intervenciones farmacológicas como las no farmacológicas pueden ser efectivas y **seguras** para tratar el estreñimiento durante el embarazo. El enfoque debe ser siempre integral, comenzando por modificaciones en la dieta (con un aumento en la fibra), la ingesta adecuada de líquidos y la práctica de ejercicio físico, lo cual en muchas ocasiones puede aliviar de forma efectiva los síntomas.

Cuando estas medidas no son suficientes, la incorporación de laxantes bajo supervisión médica se convierte en una opción viable. Es esencial elegir los laxantes adecuados y, en muchos casos, es preferible optar por aquellos que actúan de forma suave y natural, como los agentes formadores de masa o los laxantes osmóticos. Evitar los laxantes estimulantes, como el sen que poseen antraquinonas y crean problemas fatales en el embarzo , es una medida clave para proteger tu salud y la de tu bebé.

Consideraciones Finales

El tratamiento del estreñimiento durante el embarazo no debe tomarse a la ligera. Aunque el uso de laxantes es una opción válida, siempre debe ser realizado con precaución y bajo la supervisión de un profesional de la salud. Si estás embarazada y sufres de estreñimiento, asegúrate de hablar con tu médico sobre las mejores opciones de tratamiento para ti, teniendo en cuenta tanto los beneficios como los riesgos para ti y para tu bebé.

Tu bienestar es la prioridad, y con la orientación adecuada, es posible encontrar la solución más segura y eficaz para ti.

6.19 EL PARTO.

El momento del parto es otro en el que se emplean varios medicamentos para ayudar en los procesos del nacimiento. Existen medicamentos que inducen el trabajo de parto, otros que lo retrasan o controlan las contracciones, y cada uno tiene su propio perfil de seguridad.

Oxitocina: Un Inductor del Trabajo de Parto

Uno de los fármacos más comunes para **inducir el trabajo de parto** es la **oxitocina**, una hormona que estimula las contracciones uterinas. Sin embargo, su uso puede tener efectos adversos importantes. Entre los más frecuentes se encuentran la **taquisistolia uterina** (contracciones excesivamente rápidas), el **sufrimiento fetal** y la necesidad de un parto inmediato si las contracciones son demasiado fuertes.Para minimizar estos riesgos, algunos estudios, como el de **Boie**, sugieren que reducir la dosis de oxitocina o administrar el medicamento de manera pulsátil puede ser una forma efectiva de reducir los efectos adversos tanto para la madre como para el bebé. Esta aproximación puede ayudar a disminuir los síntomas como **náuseas**, **vómitos**, **cefaleas maternas** y **cambios en la frecuencia cardíaca del feto**.

Betamiméticos: Medicamentos para Retrasar el Parto

En algunos casos, cuando el parto prematuro es una posibilidad, se utilizan medicamentos como los **betamiméticos** para **retrasar el parto**. Estos fármacos pueden ofrecer el tiempo necesario para trasladarte a una unidad de atención terciaria o para administrar corticosteroides prenatales que ayuden a madurar los pulmones del feto. Sin embargo, los betamiméticos tienen sus propios efectos secundarios, como **dolor torácico materno**, **disnea (dificultad para respirar)**, **palpitaciones**, **temblores**, **cefaleas**, **hipoglucemia**, **hiperglucemia**, **náuseas**, **congestión nasal** y **taquicardia fetal**.Aunque estos medicamentos pueden ser útiles, es crucial que se administren bajo estricta supervisión médica para evitar complicaciones tanto para ti como para tu bebé.

Etanol: Un Tratamiento Antiguo Descartado

En el pasado, el **etanol** (alcohol) fue utilizado para detener las contracciones y retrasar el parto prematuro. Sin embargo, hoy en día ya no se recomienda debido a los **riesgos significativos** para la salud tanto de la madre como del recién nacido. El etanol se ha asociado con una **mayor tasa de bebés con bajo peso al nacer**, **problemas respiratorios** al nacer y **muerte neonatal**. Aunque se encontró que el etanol presentaba menos efectos secundarios maternos en comparación con otros fármacos betamiméticos, los **daños potenciales** para el bebé son demasiado graves para justificar su uso.

Sulfato de Magnesio: Eficacia Limitada

El **sulfato de magnesio** se ha utilizado como **tocolítico** (medicación para detener el parto prematuro), pero los estudios han mostrado que no es eficaz para prevenir el parto prematuro ni para retrasar las contracciones. Un estudio de **Crowther** concluyó que el sulfato de magnesio no tiene ventajas significativas en cuanto a los resultados neonatales o maternos y podría estar relacionado con un aumento del **riesgo de mortalidad fetal** o neonatal. Por lo tanto, su uso debe ser cuidadosamente evaluado y considerado solo en situaciones específicas bajo supervisión médica.

Combinación de Tocolíticos: Una Alternativa a Evaluar

En algunos casos, se puede utilizar una **combinación de dos o más fármacos tocolíticos** para prolongar el embarazo, especialmente cuando un solo fármaco no es suficiente. Según el análisis de **Vogel**, el uso combinado de medicamentos como el **betami-**

métiço ritodrina y **magnesio** puede alargar la duración del embarazo sin causar efectos adversos significativos para la madre o el recién nacido.

Conclusiones y Recomendaciones

El uso de medicamentos durante el embarazo es una cuestión delicada que debe ser manejada con cuidado. Si bien hay opciones farmacológicas que pueden ser necesarias para el bienestar de la madre y el bebé, es fundamental que las decisiones sobre su uso sean tomadas de manera informada y siempre bajo la supervisión de tu equipo médico.

Recuerda que no todos los medicamentos son iguales, y algunos, aunque útiles para ti, pueden tener riesgos significativos para el feto. La clave está en **consultar siempre con tu médico** antes de tomar cualquier medicamento y en estar informada sobre los riesgos y beneficios que pueden afectar tanto tu salud como la de tu bebé.

Tu bienestar es una prioridad, y con el apoyo adecuado, puedes tomar decisiones que beneficien tanto tu salud como el desarrollo saludable de tu hijo.

Este capítulo busca orientarte en el uso de medicamentos durante el embarazo,especialmente en el trabajo de parto. Si tienes alguna pregunta o inquietud, no dudes en consultar a tu médico, quien podrá guiarte a través de las opciones más seguras y adecuadas para tu situación.

6.20 VITAMINAS.

Uno de los aspectos más importantes en este proceso es la **alimentación**. A través de los alimentos que consumes, tu cuerpo y el de tu bebé obtienen los nutrientes esenciales. Las **vitaminas**, en particular, juegan un papel clave en el mantenimiento de tu salud y en el desarrollo óptimo del bebé.

En este capítulo, exploraremos la importancia de las vitaminas durante el embarazo, qué vitaminas son especialmente necesarias durante este tiempo, y cómo puedes asegurarte de que tu dieta cubra todas tus necesidades vitamínicas sin comprometer la salud de tu bebé.

¿Por Qué Son Importantes las Vitaminas Durante el Embarazo?

Las vitaminas son compuestos orgánicos esenciales que el cuerpo necesita en pequeñas cantidades para realizar una serie de funciones vitales, como la **formación de células sanguíneas**, la **salud ósea**, la **protección del sistema inmunológico** y la **síntesis de proteínas y hormonas**. Durante el embarazo, estas funciones se intensifican, ya que el cuerpo debe alimentar y cuidar a dos seres humanos: a ti y a tu bebé.

El bebé en desarrollo depende completamente de ti para recibir todas las vitaminas y minerales que necesita para crecer y desarrollarse. Por eso, asegurar un adecuado aporte de vitaminas es crucial para prevenir deficiencias nutricionales que puedan afectar tanto a la madre como al bebé.

Vitaminas Esenciales Durante el Embarazo

1. **Ácido Fólico (Vitamina B9):** El **ácido fólico** es probablemente la vitamina más conocida en el contexto del embarazo, y no es para menos. Su importancia radica en su capacidad para prevenir defectos del tubo neural en el bebé, como la **espina bífida** y la **anencefalia**. Estos defectos ocurren en las primeras semanas del embarazo, incluso antes de que sepas que estás embarazada. Por eso, es altamente recomendable comenzar a tomar **ácido fólico antes de quedar embarazada** y seguir tomándolo al menos durante el primer trimestre.

La dosis recomendada es de **400 a 800 microgramos al día**, y algunos médicos incluso sugieren dosis más altas en mujeres con antecedentes de defectos del tubo neural.

2. **Vitamina D:** La **vitamina D** es fundamental para la **absorción de calcio** y la **salud ósea**, tanto de la madre como del bebé. Durante el embarazo, tus huesos y los del bebé requieren más calcio, por lo que la vitamina D juega un papel clave en asegurarse de que el cuerpo utilice el calcio de manera eficiente.

Una deficiencia de vitamina D puede aumentar el riesgo de **preeclampsia** y problemas óseos, como el **raquitismo** en el bebé. La exposición al sol es una de las formas más naturales de obtener vitamina D, pero durante el embarazo, es posible que necesites un suplemento para asegurar niveles adecuados.

La dosis recomendada generalmente varía entre **600 a 1000 unidades internacionales (UI)** al día.

3. **Vitamina C:** La **vitamina C** es conocida por su capacidad para fortalecer el **sistema inmunoló-**

gico y promover la **absorción de hierro**. Durante el embarazo, es especialmente importante para prevenir la anemia y mantener la **salud de la piel** y los **tejidos conectivos**.

Además, la vitamina C puede ayudar en la prevención de infecciones, algo particularmente relevante durante los meses de embarazo. La dosis recomendada es de **85 mg** al día, aunque algunas mujeres pueden necesitar dosis mayores si tienen deficiencias.

4. **Vitamina A:** La **vitamina A** es crucial para el desarrollo de los ojos, el sistema inmunológico y la piel del bebé. Sin embargo, es importante no exceder la cantidad recomendada, ya que un exceso de vitamina A (especialmente de su forma preformada, el **retinol**) puede ser **teratogénico** y causar malformaciones en el bebé. El consumo de **beta-caroteno** (precursor de la vitamina A) es más seguro, ya que el cuerpo lo convierte en vitamina A solo cuando es necesario.

La cantidad recomendada es de aproximadamente **770 mcg de vitamina A** al día, asegurando que la fuente provenga de alimentos como zanahorias, espinacas y otros vegetales de color naranja y verde.

5. **Vitamina B12:** La **vitamina B12** es esencial para la **formación de glóbulos rojos** y el **mantenimiento del sistema nervioso**. Es especialmente importante para las mujeres que siguen una dieta vegetariana o vegana, ya que la B12 se encuentra principalmente en productos animales. La deficiencia de esta vitamina puede llevar a **anemia perniciosa** y a problemas en el desarrollo neurológico del bebé.

La dosis recomendada es de **2.6 mcg al día** durante el embarazo.

6. **Vitamina E:** La **vitamina E** es un antioxidante que ayuda a proteger las células del daño. Durante el embarazo, también puede ayudar en la formación de los tejidos y en la protección del sistema inmunológico. Si bien la deficiencia de vitamina E es rara, es importante asegurarse de obtener suficiente para apoyar el desarrollo celular adecuado.

La dosis recomendada es de **15 mg al día**.

Los **suplementos de vitamina E** podrían ayudar a disminuir el riesgo de complicaciones durante el embarazo asociadas con el **estrés oxidativo**, como la **preeclampsia**. Sin embargo, la revisión realizada indica que podrían existir **efectos negativos** relacionados con el uso de estos suplementos durante el embarazo. Se observó un **aumento en el riesgo de dolor abdominal** y **ruptura prematura de las membranas fetales a término** en las mujeres que tomaron suplementos de vitamina E junto con otros suplementos.

7. **Vitamina K:** La **vitamina K** es vital para la **coagulación sanguínea**. Aunque la deficiencia de vitamina K no es común durante el embarazo, en algunos casos puede provocar problemas en la coagulación, lo que puede aumentar el riesgo de hemorragias. Generalmente, el cuerpo obtiene suficiente vitamina K a través de los alimentos y la flora intestinal.

La dosis recomendada es de **90 mcg al día**.

Suplementos Multivitamínicos y Dieta

Si bien una **dieta equilibrada y variada** debería ser suficiente para la mayoría de las mujeres embarazadas, muchas optan por tomar **suplementos vitamínicos** para garantizar que están cubriendo todas sus necesidades nutricionales. Los **suplementos prenatales** son una opción popular, ya que están formulados específicamente para satisfacer las necesidades nutricionales de la mujer embarazada y su bebé.

Es importante que hables con tu médico antes de comenzar cualquier suplemento, ya que el exceso de algunas vitaminas, como la A, D o el hierro, puede tener efectos adversos en tu salud y la de tu bebé.

Conclusión: Un Embarazo Saludable con Vitaminas Adecuadas

Durante el embarazo, las vitaminas son esenciales para garantizar el **desarrollo saludable del bebé** y para **mantener tu bienestar**. Al asegurarte de que tu dieta esté bien equilibrada y, si es necesario, complementar con suplementos prenatales, puedes minimizar los riesgos de deficiencias vitamínicas y asegurarte de que tanto tú como tu bebé estén recibiendo los nutrientes necesarios para un embarazo saludable.

Recuerda siempre hablar con tu médico antes de hacer cambios en tu dieta o comenzar con suplementos. Cada embarazo es único, y tus necesidades pueden variar.

7. CONCLUSIONES.

El uso de medicamentos durante el embarazo es un tema que genera muchas dudas y preocupaciones entre las mujeres gestantes. A medida que avanzan los estudios en farmacología, cada vez es más frecuente la prescripción de fármacos a mujeres embarazadas. Sin embargo, es fundamental conocer cómo estos pueden afectar tanto a la madre como al bebé en desarrollo. Durante la gestación, el cuerpo experimenta cambios fisiológicos que pueden alterar la absorción, distribución, metabolización y excreción de los medicamentos, es decir, su farmacocinética. Por ello, es crucial ajustar las dosis para garantizar su efectividad y minimizar riesgos.

Un principio fundamental en la prescripción de medicamentos durante el embarazo es utilizar la dosis más baja posible y durante el menor tiempo necesario sin comprometer su eficacia. Un claro ejemplo son los fármacos antiepilépticos, que en muchos casos son indispensables para la salud materna, pero requieren un control riguroso para evitar efectos adversos en el bebé.

En general, los especialistas recomiendan evitar el uso de fármacos durante el primer trimestre de gestación, ya que en esta fase ocurre la organogénesis, es decir, la formación de los órganos del feto. En este periodo, los fármacos con potencial teratogénico pueden aumentar el riesgo de malformaciones congénitas. Por ello, es esencial que las futuras mamás consulten siempre con su médico antes de tomar cualquier medicamento, incluso aquellos de venta libre o productos naturales, ya que algunos pueden ser perjudiciales para el desarrollo del bebé.

Para determinar la seguridad de un medicamento durante el embarazo, se utiliza la clasificación de la FDA (Administración de Alimentos y Medicamentos de EE. UU.), que los divide en diferentes categorías según su efecto teratogénico. Los fármacos de las categorías A y B son considerados seguros para su uso en mujeres embarazadas, mientras que los de la categoría D han demostrado efectos adversos en estudios, aunque en ciertos casos pueden ser utilizados si el beneficio supera el riesgo. Por otro lado, los fármacos de la categoría X están totalmente contraindicados debido a su alta toxicidad y riesgo demostrado para el feto.

A pesar de la importancia de conocer los efectos de los medicamentos en el embarazo, la investigación en este campo es limitada debido a cuestiones éticas y legales. Esto hace que muchos datos provengan de estudios observacionales y no de ensayos clínicos controlados. Por ello, sería deseable fomentar más investigaciones que permitan a los profesionales de la salud contar con información precisa y actualizada para asesorar a las futuras mamás de la mejor manera posible.

En definitiva, si estás embarazada o planeas estarlo, es fundamental que consultes siempre con tu médico antes de tomar cualquier medicamento. La automedicación puede representar un riesgo innecesario para ti y para tu bebé. La salud materno-fetal es una prioridad, y con la información adecuada, se pueden tomar decisiones más seguras para garantizar el bienestar de ambos.

REFERENCIAS BIBLIOGRÁFICAS.

Libros y Manuales:

1. Gilstrap, L. C., Little, B. B., Clark, S. L., & Faro, S. (2012). *Danforth's obstetrics and gynecology*. Lippincott Williams & Wilkins.

2. Gabbe, S. G., Niebyl, J. R., & Simpson, J. L. (2016). *Obstetrics: normal and problem pregnancies*. Elsevier Health Sciences.

3. Koren, G. (2016). *Motherisk: what every woman should know about drugs in pregnancy*. University of Toronto Press.

4. Briggs, G. G., Freeman, R. K., & Yaffe, S. J. (2017). *Drugs in pregnancy and lactation: a reference guide to fetal and neonatal risk*. Wolters Kluwer.

5. MSD Manuals. (n.d.). *Seguridad de los medicamentos durante el embarazo*. Recuperado de https://www.msdmanuals.com/es/hogar/salud-femenina/medicaci%C3%B3n-y-consumo-de-sustancias-durante-el-embarazo/seguridad-de-los-medicamentos-durante-el-embarazo

Artículos de Revistas Científicas:

6. Andrade, S. E., Gurwitz, J. H., Davis, R. L., Chan, K. A., Finkelstein, J. A., Fortmann, S. P., ... & Platt, R. (2004). Prescription drug use in pregnancy. *Pharmacoepidemiology and drug safety*, *13*(6), 345-352.

7. Berard, A., Turmel, J., & Lanes, S. (2003). Risk of major congenital malformations associated with lithium exposure during first trimester of preg-

nancy. *Birth defects research part B: Developmental and reproductive toxicology, 68*(3), 270-274.

8. Dawson, A. L., & Varner, M. W. (2011). Recent advances in understanding medication use during pregnancy. *F1000 medicine reports, 3.*

9. Ornoy, A. (2010). Embryo-fetal outcomes following in utero exposure to psychotropic drugs in women suffering from psychosis. *Reproductive toxicology, 30*(4), 514-521.

10. Koren, G., Pastuszak, A., & Pellegrin, M. (1989). Tretinoin embryopathy: a continuing challenge. *Canadian Medical Association Journal, 140*(3), 328-329.

11. Nordeng, H., & Spigset, O. (2003). Factors affecting drug transfer to the fetus. *Clinical pharmacokinetics, 42*(2), 99-126.

12. Czeizel, A. E., Rockenbauer, M., Sørensen, H. T., & Olsen, J. (2000). A population-based case–control teratologic study of oral metronidazole treatment during pregnancy. *Reproductive toxicology, 14*(4), 285-289.

Guías y Reportes de Organizaciones Oficiales:

13. Centers for Disease Control and Prevention (CDC). (n.d.). *Medicamentos y el embarazo.* Recuperado de https://www.cdc.gov/medicine-and-pregnancy/es/about/los-medicamentos-y-el-embarazo-informacion-general.html

14. Food and Drug Administration (FDA). (2015). *Pregnancy and lactation labeling (PLLR): final rule.*

15. Organización Mundial de la Salud (OMS). (2017). *Model list of essential medicines: 20th list (2017).*

ÍNDICE

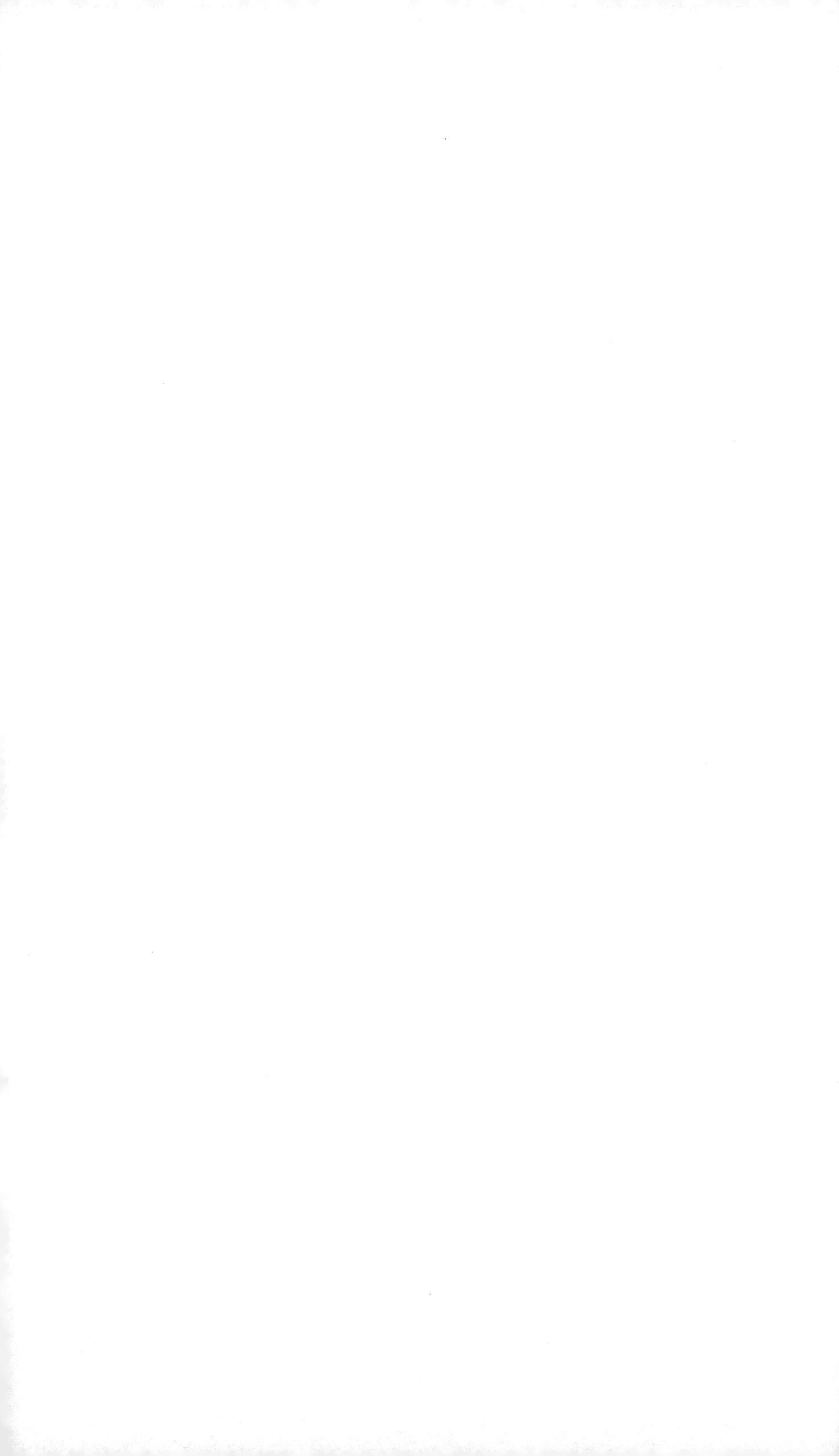